DISCOURS

PRONONCÉ

AU CONGRÈS DE L'INSTITUT HISTORIQUE,

TENU A L'HOTEL-DE-VILLE DE PARIS,

A la séance du 8 Décembre 1835,

SUR CETTE QUESTION:

Rechercher dans l'Histoire des Sciences et de la Philosophie les premières notions de la Science Phrénologique.

Par M. Charles **MARCHAL**,

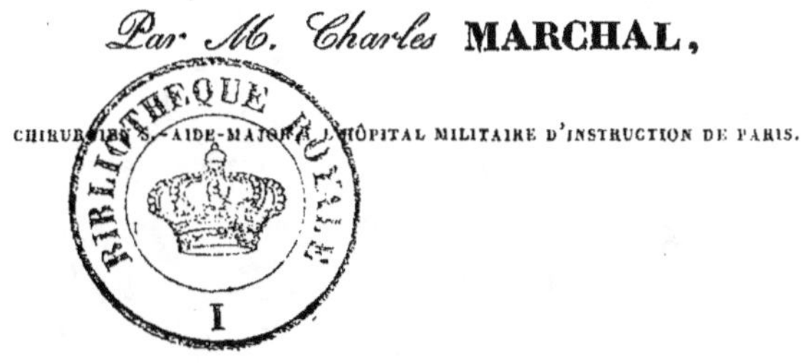

CHIRURGIEN-AIDE-MAJOR A L'HÔPITAL MILITAIRE D'INSTRUCTION DE PARIS.

Messieurs,

Une question grave, sous beaucoup de rapports, a été agitée
dans une des dernières séances du Congrès. M. le docteur
Casimir Broussais avait la parole sur cette donnée : *Rechercher
dans l'histoire et dans les sciences l'origine de la phrénologie.* Vous
le voyez, c'était une question purement historique. M. Broussais l'a comprise et ne s'en est pas écarté. Il avait à faire de l'histoire et il a fait de l'histoire. Les orateurs qui ont parlé après
lui n'ont pas, il faut le dire, suivi son exemple. Au lieu de dis-
cuter sur la partie historique de la science, ils ont attaqué la
science; il s'agissait de l'histoire de la phrénologie, ils ont attaqué la phrénologie. L'un d'eux même a commencé son discours,
en disant, avec une franchise naïve, qu'il ne suivrait pas M. Broussais dans ses détails chronologiques. C'est au contraire cela
qu'il fallait faire; et il est inconcevable que l'orateur ne s'en
soit pas aperçu. Quoi qu'il en soit, la discussion a été engagée :
de notables capacités y ont apporté, chacune, le tribut de leur
expérience et de leurs travaux. Des opinions diamétralement
opposées ont été ardemment et savamment défendues. La doctrine phrénologique, prise à l'improviste, a été vivement attaquée; son existence future mise en problème. Une seule voix
s'est élevée pour elle, voix puissante que la violence de l'attaque
n'avait pas affaiblie, et qui a neutralisé la violence de l'attaque,

Si celle-ci avait porté la conviction dans quelques esprits, la défense l'a détrônée. Quelle idée la discussion a-t-elle donc pu donner à celui qui, ignorant de la matière, venait ici chercher une conviction? Aucune : le doute. Que peut-il lui rester de ce choc d'opinion? Rien ; si ce n'est le souvenir des étincelles qu'il a fait jaillir. La question n'est donc pas jugée : elle ne saurait l'être. L'attaque a eu ses coudées franches : elle a employé tout le temps qu'elle a voulu. La défense quoique éclatante, n'a pu être complète. Le temps lui a failli.

Messieurs, c'est la défense que vous allez entendre aujourd'hui.

Elle suivra l'ordre et les données de l'attaque. On vous a dit que la phrénologie était fausse anatomiquement et philosophiquement, nous allons vous prouver son existence sous le double point de vue de l'anatomie et de la physiologie. C'est moi qui me charge de la partie anatomique. Une voix plus persuasive et plus féconde que la mienne développera la partie philosophique qui, plus difficile et plus large, exige plus de talens et de connaissances.

Dans la partie que je vais traiter, et qui est plutôt physiologique que phrénologique, c'est surtout contre les assertions de M. Belfield que je vais m'élever. J'eusse pu sans doute donner plus d'extension à mon sujet ; mais j'ai voulu me renfermer dans les limites exactes de la réfutation ; aussi, je vous le répète, c'est moins de la phrénologie que de la physiologie que vous allez entendre.

M. Belfield a attaqué la spécialisation, moi je viens la défendre et attaquer à mon tour la doctrine qu'il a professée, l'unité. Messieurs, je veux être franc et vrai ; je ne vous demanderai donc pas votre indulgence, en vous disant que les assertions de M. Belfield sont de nature à rendre la réfutation difficile. Non ; je mentirais à moi-même. En effet, je les considère non-seulement comme ayant été mal présentées, mais encore comme fausses, je dis fausses dans l'acception littérale de cette énergique expression, fausses, c'est-à-dire absolument contraires à la vérité, non pas à la vérité métaphysique, mais à la vérité matérielle, à la plus incontestable vérité ; sous ce rapport ma tâche ne saurait donc être difficile ; mais les matières que j'ai à traiter sont épineuses : voilà pourquoi je réclame de vous, Messieurs, quelques momens d'une indulgente attention. M. Belfield est l'ennemi quand même de la spécialisation. On dirait qu'il a une invincible répugnance pour tout ce qui est division ; son idée unitéistique le domine, le maîtrise tellement, que s'il pouvait sonder toute sa pensée, je suis sûr qu'il y trouverait le désir formel de voir le corps humain formé tout d'une pièce, continu par la forme, identique par l'organisation. C'est une antipathie nâtive que celle-là, une de ces antipathies qui ne peuvent s'expliquer que par un mode spécial d'organisation ; ce qui me fait dire que l'orateur, ennemi déclaré de la spécialisation, est lui-même une grande et irréfragable spécialité. Messieurs, ne pensez pas que je veuille ici faire une plaisanterie, du persifflage. C'est une idée sérieuse que je formule. Si vous avez entendu M. Belfield, vous ne devez pas vous étonner de ce que j'avance. Cependant, avant d'aller plus loin, je dois dire que si je m'élève avec une certaine énergie contre les opinions de mon adversaire, je n'en professe pas moins pour ses talens et sa bonne foi une profonde et sincère estime.

Avant d'approfondir dans leurs détails les observations que vous a présentées M. Belfield, cherchons à démêler dans cette masse de choses spirituelles et matérielles, de choses vagues ou positives qu'il a dites, le caractère général de son discours. Dans la première partie, celle que j'appellerai la partie anatomique, et qui était véritablemént la plus essentielle, à mon sens, il s'est tenu à la dénégation sans preuves ; il a dit : cela n'est pas vrai, parce que cela n'est pas vrai. Toutefois, il a été fidèle à son principe : il avait commencé par établir qu'il ne sait qu'une manière de dire qu'une chose est fausse et absurde, c'est de dire qu'elle est absurde et fausse. Il est problable que s'il avait su également comment prouver que cette chose est absurde et fausse, il aurait prouvé au lieu de dire.

Dans la seconde partie de son discours, M. Belfield a été mieux inspiré. Il a cherché à émouvoir. Il a trop bien observé pour ne pas savoir que les mots Dieu, liberté, fraternité, ont chacun dans notre cœur (je parle le langage des poètes) une corde qu'ils font vibrer toutes les fois qu'on les prononce, et il les a prononcés. Il sait bien, M. Belfield, que ces mots sont pour nous si enivrans, que toutes les fois qu'ils frappent nos oreilles, elles se ferment à tous les autres pour n'entendre qu'eux ; dès-lors il s'en est servi comme d'un bouclier ; il a mis le reste de son discours sous cette égide de forme nouvelle, et il a réussi.

Il lui fallait un moyen, il l'a employé. C'est un étrange abus. Permettez-moi une comparaison : Dans une partition, il ne suffit pas que des cordes vibrent, suaves et sonores ; il faut que l'instrumentiste les touche dans de certains momens convenus pour leurs effets, et ne les touche que dans ces momens-là ; sans cela, Messieurs, l'harmonie ne serait plus que du bruit. Il me semble que, dans cette circonstance, l'instrumentiste s'est trompé.

Je vous l'ai dit, M. Belfield, en soldat intrépide, a poursuivi la spécialisation partout où il l'a rencontrée, mais a-t-il retiré un avantage réel de cette guerre à outrance ? Disons-le d'avance. Non. Quels sont les ennemis qu'il a terrassés ? Aucun. Si donc M. Belfield s'est mis en frais d'étude, de paroles et de citations, il en sera pour ses frais de guerre.

M. Belfield a commencé par reproduire la division de Bichat. —Cette division, vous le savez, est celle qui distingue dans le système nerveux deux parties, l'une destinée à la vie de relation, l'autre à la vie intérieure ; la première de ces parties constituant le système nerveux animal, l'autre le système nerveux organique. = L'une comprend le cerveau, le cervelet, la protubérance annulaire, le bulbe rachidien, la moëlle épinière, les nerfs encéphaliques et les nerfs rachidiens. Elle est le siége et l'instrument des plus sublimes facultés.—C'est elle qui élabore la pensée ; c'est à elle qu'arrivent les impressions ; c'est elle qui fécondant l'impression en fait une sensation, et qui, fécondant la sensation, la transforme en volition et la fait exécuter ; en d'autres termes, c'est elle qui nous met en rapport avec le monde extérieur ; c'est elle qui nous fait désirer ou éviter telle ou telle chose. = L'autre portion du grand tout, le système nerveux organique, ganglionnaire ou intérieur, est formé par une série de ganglions qui se touchent, qui se tiennent, et qui sont placés sur les côtés de la colonne vertébrale. = Ces ganglions sont autant de petits centres, autant de *moi* qui irradient dans les organes, des filets nerveux, destinés à régir les fonctions nutritives, ces fonctions qui nous font vivre matériellement, de la vie des autres animaux, de la vie des plantes. — M. Belfield n'avait que faire de cette seconde partie, du système nerveux, puisque ce n'est pas en elle que résident les facultés instinctives, morales, intellectuelles dont il allait être question ; aussi ne s'en est il pas occupé.

— Cela paraît simple et logique. — Messieurs, il y a une autre raison qui m'explique ce silence ; M. Belfield ne vous a pas parlé du système ganglionnaire, il ne vous l'a pas indiqué, il ne vous l'a pas sommairement décrit, parce qu'il craignait de vous montrer, lui, fauteur du système d'unité, cette réunion de ganglions, qui sont autant de démentis à son système, qui sont un ensemble d'unités régissant des fonctions distinctes, car les uns envoient leurs filets aux poumons, les autres au cœur, les autres à l'estomac et aux intestins, les autres aux reins, etc. M. Belfield craignait l'analogie. Nous physiologistes, nous phrénologistes, nous ne dédaignons aucune preuve, nous savons que les théories nouvelles, lors même qu'elles sont vraies comme la nôtre, ont beaucoup de peine à commander la conviction, et nous invoquons cette analogie. Oui, Messieurs, prenons acte de ce fait et donnons un premier démenti à nos adversaires. Vous dites que le système nerveux est un ? Hé bien ! l'anatomie vous dément puisqu'elle vous montre deux systèmes nerveux dans le corps de l'homme ; vous vous démentez vous-même puisque vous avez accepté cette division ; enfin l'anatomie vous dément encore puisqu'elle vous prouve que, dans une des deux divisions du système nerveux, (le ganglionnaire) il n'y a pas unité, et qu'au contraire il y a multiplicité d'organes, de centres. Voilà donc, Messieurs, un premier fait établi.

M. Belfield, après avoir divisé, comme Bichat, le système nerveux, a donc annoncé qu'il ne s'occuperait pas du système ganglionnaire, et qu'il allait démontrer qu'anatomiquement la spécialisation des organes était fausse dans la moëlle épinière, fausse dans le cervelet, fausse dans le cerveau, fausse partout. — Voyons s'il a démontré et commençons, avec lui, par la moëlle épinière. M. Belfield a nié, dans celle-ci, la multiplicité physiologique et la multiplicité anatomique. Rétablissons, ou, pour mieux dire, résumons ses propositions.

1° Il ne croit pas qu'il y ait dans la moëlle un faisceau destiné à la sensibilité et l'autre à la mobilité.

2° Il n'admet pas le troisième faisceau, celui qui donnerait naissance aux nerfs respirateurs de Ch. Bell.

3° Enfin, toujours sous l'influence de son idée unitéistique dominante, il nie que la moëlle soit originairement due à la réunion de plusieurs ganglions. Vous le savez, Messieurs, et je ne saurais le dire assez de fois, ce que M. Belfield veut démontrer c'est l'unité dans les fonctions, c'est l'unité dans l'organisation. N'oubliez pas toutefois que déjà, pour une grande division du système nerveux, cette double unité n'existe pas.

Je vais répondre aux trois propositions que j'ai énoncées. Mais, avant, il me semble important de vous donner une description succincte de la moëlle. Vous serez ensuite plus à même de juger. Messieurs, ne craignez pas que j'abuse de votre attention ni des précieux momens du Congrès.

Je parle ici moins à des médecins qu'à des hommes du monde. Ce qu'il importe donc, ce n'est point de faire de l'érudition, chose utile, sans doute, dans bien des circonstances, mais qui, dans celle-ci, ne ferait que brouiller vos idées; ce qu'il importe c'est de vous donner une idée claire et précise des organes; ce qu'il importe, ce n'est point de vous exposer les diverses et nombreuses opinions des auteurs, mais seulement celle qui est le plus généralement reçue.

La moëlle épinière est un cordon médullaire qui s'étend depuis la surface basilaire de l'occipital jusqu'à la première vertèbre des lombes. Elle est contenue dans le canal vertébral. — On lui reconnaît un corps et deux extrémités, l'une supérieure et l'autre inférieure. La première est constituée par le bulbe rachidien : la seconde, qui est bien plus petite, est enveloppée par les nerfs qui naissent de la moëlle et qui, rassemblés et groupés en un seul faisceau, ont fait donner à cette extrémité ainsi enveloppée le nom de *queue de cheval*. Le corps de la moëlle présente en avant et en arrière un sillon médian, qui est plus marqué dans le premier sens. — Ces deux sillons partagent donc la moëlle en deux faisceaux; chacun d'eux présente un sillon latéral qui le subdivise lui-même en deux faisceaux secondaires, l'un antérieur, l'autre postérieur. — Cette division est admise par tous les auteurs; ne l'oubliez pas; elle est très-importante. Meckel, Chaussier, Bell et quelques autres admettent que sur chaque faisceau primitif, au lieu d'une ligne il y en a deux, de sorte que le faisceau ne serait pas partagé en deux autres, mais en trois, l'antérieur et le postérieur, de plus un moyen.

Oubliez cette division qui n'est pas admise par tous (et que j'admets), pour ne vous rappeler que la première, celle qui divise chaque faisceau primitif en deux, un antérieur et un postérieur;

sur chacun de ces faisceaux se trouvent implantées les racines
antérieures, et les racines postérieures des nerfs qui proviennent
de la moëlle.

Messieurs, cette division en deux faisceaux est évidente, incontestable; personne ne la dément, personne ne la démentira.
Hé bien! cette démarcation anatomique ne vous annonce-t-elle
pas déjà une démarcation dans les fonctions de ces deux faisceaux? — Réfléchissez. — Voici ce qui a été établi par les physiologistes.

Le faisceau antérieur préside aux mouvemens, le postérieur
au sentiment. C'est ce fait établi, c'est cette vérité que M. Belfield
a attaquée. Disons-le sans crainte, pour prouver la non-localisa-
tion dans le cerveau il a voulu la démontrer partout, dans la
moëlle, dans le cervelet, et il s'est trompé. Ne s'est-il donc pas
aperçu qu'il faisait plus que jamais aucun anti-phrénologiste n'a-
vait cru devoir faire? Ne s'est-il donc pas aperçu qu'il rendait
sa tâche plus difficile, sans rendre sa cause meilleure! D'ailleurs,
M. Belfield a-t-il donné quelques preuves à l'appui de cette assertion subversive! — Non. — Hé bien! nous voulons prouver la
spécialisation dans la moëlle épinière, prouver que le faisceau
antérieur est destiné au mouvement, le postérieur au sentiment;
et nous vous rendrons la démonstration aussi claire que la lumière
du soleil; car nous avons des preuves, des preuves irréfragables :
—Les faits.—Et n'oubliez pas, Messieurs, que les faits anéantissent
l'argumentation à priori, toutes les fois qu'elle les contredit. Ces
preuves, ces faits, nous les puisons : 1° dans la physiologie ex-
périmentale; 2° dans le domaine de la pathologie.

Sous le premier rapport, écoutez MM. Ch. Bell et Magendie *;
ils vous diront : nous avons coupé vingt, quarante, cent fois
peut-être les racines ou les faisceaux antérieurs de la moëlle sur
des animaux, et nous avons toujours vu les mouvemens abolis
dans la partie du corps correspondant à la portion de la moëlle
ou aux racines détruites, tandis que dans cette même partie la
sensibilité persistait comme dans l'état normal.—Messieurs, que
voyez-vous dans cette première classe d'expériences? un fait bien
simple, une proposition tour à tour positive et négative, et que

---

* Ce qui suit s'applique surtout aux travaux de M. Magendie. Ses expériences sur la
moëlle sont, en effet, beaucoup plus nombreuses que celles de l'auteur anglais.

l'on peut, que l'on doit résumer ainsi : — Les faisceaux antérieurs de la moëlle président aux mouvemens des parties du corps qui leur correspondent, et n'influencent en rien la sensibilité de ces parties. — Écoutez encore MM. Ch. Bell et Magendie, ils vous diront : nous avons coupé vingt, quarante, cent fois peut-être les racines ou les faisceaux postérieurs de la moëlle sur des animaux, et nous avons toujours vu la sensibilité abolie dans la partie du corps correspondant à la portion de la moëlle ou aux racines détruites, tandis que dans cette même partie les mouvemens persistaient comme dans l'état normal. — Messieurs, que voyez-vous dans cette seconde classe d'expériences? encore une fois un fait bien simple, une proposition tour à tour positive et négative, et que l'on peut, que l'on doit résumer ainsi : — Les faisceaux postérieurs de la moëlle président au sentiment des parties du corps auxquelles ils correspondent, et n'influencent en rien la mobilité de ces parties. — Cette proposition, vous le voyez, est la contre partie de la première. Réunissons-les, et nous aurons ce fait capital : les faisceaux antérieurs de la moëlle président au mouvement, les postérieurs au sentiment. Messieurs, ce que je viens de faire est une déduction mathématique. Maintenant, que les spiritualistes, que les idéalistes lui opposent leurs ténébreuses théories; peu importe, vous ne les croirez pas.

Je vous avais promis des preuves d'un autre ordre, je vous avais promis des faits pathologiques confirmatifs des expériences de MM. Ch. Bell et Magendie. — Ils sont en assez grand nombre pour commander la conviction. Je vais vous en citer un qui vous donnera la mesure des autres : — L'an dernier, on observa dans le service de M. Bailly, médecin en chef de l'Hôtel-Dieu, un homme atteint de paralysie complète du mouvement des membres supérieurs avec conservation de la sensibilité de ces membres, et de paralysie incomplète du mouvement des membres inférieurs, également avec conservation de la sensibilité. — Cet homme mourut : à l'autopsie, on trouva un ramollissement de la partie antérieure, c'est-à-dire des faisceaux antérieurs de la moëlle épinière dans la région cervicale. — Je vous donne cette observation pour très-authentique. Elle a été recueillie par M. le docteur Nonat qui m'en a transmis le résumé et qui la détaillera dans un ouvrage auquel il travaille. Messieurs, quelle conclusion devons-nous tirer d'un fait aussi important et qui a d'autant plus

de valeur qu'il n'est pas le seul! Je n'ose le dire. Ce serait fasti-
dieux pour vous, accablant pour nos adversaires.

Je pourrais vous citer d'autres observations qui serviraient de
complément à la précédente; mais je ne veux pas abuser de votre
attention. Il y en a plusieurs qui se trouvent insérées dans le
journal de physiologie de M. Magendie; il y en a d'autres dans
les divers journaux, et elles se sont surtout multipliées pendant
ces dernières années, depuis que notre illustre physiologiste,
par ces belles expériences, a attiré sur cette importante question,
l'attention des pathologistes. — Je passe à la proposition qui a
trait à l'existence d'un faisceau moyen donnant naissance, suivant M. Ch. Bell, aux nerfs respirateurs. — M. Belfield n'y croit
pas; j'ai promis d'être franc, je le serai. Je dirai donc qu'à cet
égard, rien n'est encore définitivement établi dans la science, et
que M. Belfied peut ne pas croire. Moi, je doute et j'attends. —
Vous le voyez, c'est une concession. Toutefois peut-on s'en faire
une arme contre moi? Non. Du moment où j'ai prouvé qu'il y a
dans la moëlle deux faisceaux distincts avec des fonctions distinctes, que m'importe le troisième faisceau en litige? N'ai-je
point démontré la spécialisation en vous prouvant que le sentiment et le mouvement qui dépendent tous deux de la moëlle, ont
chacun dans cet organe des agens spéciaux?

J'arrive enfin à la troisième proposition de M. Belfield, relative
à la moëlle; il nie que cet organe soit originairement dû à la
réunion de plusieurs ganglions, de plusieurs parties anatomiquement distinctes? Sous le premier rapport, M. Belfield a raison suivant beaucoup de monde et suivant moi. Non, la moëlle épinière
n'est pas une réunion de plusieurs ganglions. Mais s'ensuit-il
qu'elle ne soit pas l'assemblage de plusieurs parties anatomiquement distinctes? M. Belfield a tort de le soutenir. — Que seraient
donc ces quatre faisceaux reconnus par tous les auteurs et que je
viens de vous démontrer anatomiquement et physiologiquement?
M. Belfield, il faut en convenir, n'a pas été plus heureux en voulant prouver l'unité anatomique que lorsqu'il a voulu démontrer
l'unité physiologique. — C'est une guerre franche et loyale que
la nôtre, et je ne veux pas tendre de piéges. — Je dirai donc qu'il
se peut bien qu'il vienne à MM. les anti-phrénologistes l'idée
d'invoquer contre les expériences de MM. Ch. Bell et Magendie,
contre les faits pathologiques dont je vous ai parlé, les expé-

riences particulières de Berlinghiéri et de Rolando : ils auraient tort ; car ces expériences, quelles qu'elles soient, n'en confirment pas moins l'existence de facultés diverses dans des portions diverses de la moëlle.

— Suivons M. Belfield dans ce qu'il a dit du cervelet, et voyons s'il a été plus heureux dans cette nouvelle bataille contre la spécialisation.

— M. Belfield a nié que le cervelet présidât aux fonctions génératrices. Ici, comme toujours, il n'a pas donné de preuves ; et, c'est une chose singulière vraiment que cette série de dénégations qui ne se basent sur rien... Moi, je veux vous prouver le contraire de son assertion. Je ne crains pas de le dire, ma tâche ne saurait être difficile.

Messieurs, c'est encore sur des faits que je prétends élever votre conviction. Ces faits je les ai puisés dans les ouvrages d'un homme dont personne ne révoquera en doute la sincérité, d'un chirurgien dont l'illustration se lie intégralement à la gloire militaire et régénératrice de notre siècle. — On trouve dans la clinique chirurgicale de M. le baron Larrey des faits qui prouvent 1° qu'une blessure du cervelet a modifié notablement la vitalité des organes générateurs ; 2° réciproquement qu'une lésion de ces derniers a altéré la vitalité du cervelet. — Je ne vais vous citer qu'un exemple à l'appui de chacune de ces propositions. — Un jeune homme, âgé de 18 ans, soldat de l'armée d'Égypte, reçut, au moment où le vaisseau faisait une salve d'artillerie pour entrer dans le port d'Alexandrie, un éclat de bois à la nuque. Une violente inflammation suivie de la formation d'un abcès, fut le résultat de cette contusion. Cependant les accidens cédèrent enfin à des moyens convenables. M. Larrey revit ce malade long-temps après à son retour en France. Écoutez ce qu'il en dit : son pénis avait tout au plus 5 à 6 lignes de longueur, sur 2 ou 3 de diamètre, et n'éprouvait jamais la moindre érection ; ses testicules étaient réduits au volume d'un petit haricot. Voilà, Messieurs, un cas dans lequel il est bien évident, pour vous comme pour moi, que le cervelet ayant perdu de son activité, les organes générateurs, subissant un défaut d'influence, ont éprouvé une diminution relative dans leur activité fonctionnelle et leurs proportions anatomiques.

Voici le résumé du second fait : Un homme eut les deux testi-

cules, mais le gauche long-temps avant le droit, amputés par
M. Larrey. Quand il revit ce malade, plusieurs années après,
M. Larrey constata dans la région occipitale, une dépression,
surtout remarquable à gauche.

Messieurs, que vous présente ce fait? Rien qui ne soit fort
simple et tout-à-fait intelligible. Un homme perd le testicule
gauche et la portion gauche du cervelet s'atrophie. Pourquoi?
Parce que cette portion n'a plus de but, parce que son usage dans
l'économie est de régir les fonctions du testicule et qu'elle devient
inutile du moment où il n'y a plus de testicule. Cela est logique. —
Messieurs, les faits que je viens de vous citer, s'ils étaient seuls,
n'auraient pas un très-grand poids; mais la science en possède
d'autres; et c'est seulement pour ne point fatiguer votre attention
que je me suis borné à ceux-là. — Maintenant, je ne crois pas que
les anti-phrénologistes puissent trouver dans leur obscure phra-
séologie des preuves aussi matériellement convaincantes que celles
que je vous ai données. — Messieurs, je vous ai promis de m'en
tenir aux plus évidentes; je ne faillis pas à ma promesse en vous
citant un fait récent qui vous intéressera. J'aurais pu le choisir
autre part que dans la pratique de nos jours. Les faits semblables
ne manquent pas, en effet, dans les ouvrages de Gall, de Spur-
zheim, etc. Mais j'ai préféré celui-là, parce qu'il sera possible à
chacun de le vérifier. — Je le tiens de M. le docteur Vital. — Il
y a quelque temps, ce médecin fut appelé par une femme dont le
fils, âgé seulement de trois ans, avait la partie postérieure de la
tête si développée, que la pauvre mère, ne voyant en cela qu'une
difformité, en était vivement affligée. M. Vital trouva dans cet
extrême développement du cervelet autre chose qu'une difformité, et il recommanda à la mère de surveiller son enfant.
Quelques mois se passèrent et la même femme fit de nouveau ap-
peler M. Vital. Cette fois, elle lui annonça, en pleurant, que
toutes les fois que son fils voyait entrer une femme, si elle était
jeune, il se précipitait sur elle et s'efforçait de la découvrir.
M. Vital voulut acquérir une conviction complète. Il fit donc
déshabiller l'enfant que l'on revêtit d'une robe de fille, puis on
le conduisit dans une chambre où se trouvait une jeune et belle
femme; aussitôt qu'il l'eut aperçue, il se jeta sur elle et voulut
lever sa robe. En ce moment, M. Vital découvrant l'enfant,
s'aperçut que sa verge était en érection.

Messieurs, ce fait n'est pas seulement curieux. Il fait douloureusement réfléchir.

M. Belfield, voulant faire naître une contradiction, a cité des expériences tendant à prouver que le cervelet est le régulateur des mouvemens : ces expériences ne détruiraient en rien la donnée phrénologique; mais elles ne sont pas assez nombreuses pour qu'on puisse les invoquer; d'ailleurs elles confirment encore notre principe, puisqu'elles établissent une localisation. — Messieurs, les faits parlent trop haut pour que j'insiste davantage sur ce sujet, je passe à ce qui a été dit du cerveau.

M. Belfield a établi deux propositions auxquelles je vais répondre.

Première proposition. La forme du crâne ne répond pas toujours à celle du cerveau, puisque quatre fois contre deux, une saillie de celui-ci correspond à un enfoncement de la boîte osseuse et *vice versâ*. — Ici, je suis obligé de pénétrer la pensée de M. Belfield et de me demander de quoi il a voulu parler quand il a dit *saillie*. Est-ce des circonvolutions? — J'ai de la peine à le croire. En effet, il est démontré que généralement une circonvolution du cerveau correspond à un enfoncement du crâne, et que les cas contraires sont exceptionnels. Serait-ce des régions? — Je le concevrais encore moins, puisqu'ici il n'y a même pas de cas exceptionnels. Dans cette circonstance donc, je dois le dire, il me semble que M. Belfield ne s'est pas expliqué anatomiquement.

Deuxième proposition. Il n'y a rien dans le cerveau qui indique qu'il est divisé en plusieurs organes.

En vérité! on dirait que M. Belfield ne consentira à croire à la phrénologie que lorsqu'on lui montrera un cerveau d'homme avec des compartimens nettement tracés, colorés en jaune, en vert, en rouge, etc., et portant, chacun, une enseigne avec désignation parfaitement lisible de leur usage. M. Belfield attendrait longtemps. Mais s'il veut prêter l'oreille à des preuves qui, sans être aussi tangibles, n'en seront pas moins concluantes, avec une intelligence comme la sienne, je prédis à la phrénologie une victoire : la conversion de M. Belfield. — Les preuves que je vais vous donner sont encore des faits.

Toujours des faits! N'oubliez pas, Messieurs, que du moment où je vous aurai prouvé la spécialisation pour une faculté, je n'aurai pas besoin d'autres preuves : — Le principe aura été établi.

Supposons donc une de nos plus belles facultés, une de celles qui sont le plus prochainement utiles à l'intelligence, la mémoire des mots, et voyons si nous pouvons prouver sa localisation dans le cerveau. — Oui, Messieurs, nous le pouvons. Ouvrez les ouvrages de MM. Rostan, Lallemand, Bouillaud, et vous trouverez une foule d'observations qui prouvent que les lobules antérieurs du cerveau sont les organes législateurs de la parole. Ces observations ne sont pas de celles que l'on puisse récuser. — Je m'abstiendrai d'en faire la trop longue énumération.

Je viens de parler d'observations qui attestent qu'une lésion des lobules antérieurs du cerveau produit l'abolition ou la diminution de la mémoire des mots. — Ce sont des preuves positives, comme les appelle M. Bouillaud. — Je pourrais vous citer des faits dans lesquels vous verriez que des altérations d'une autre partie du cerveau n'ont influé en rien sur cette faculté. — Ce seraient nos preuves négatives : mais le temps me presse, et je ne puis que vous renvoyer à l'excellent mémoire de M. Bouillaud.

Nous voilà donc irrévocablement fixés sur ce point : La mémoire des mots a un organe spécial dans le cerveau. Et le siége de cet organe nous est connu. — Ces faits suffiraient pour appuyer et faire triompher à jamais notre principe : la spécialisation, la localisation. Souffrez cependant que je vous cite quelques exemples relatifs à d'autres parties du cerveau.

Il y a long-temps que MM. Foville et Pinel-Grand-Champ ont établi que la couche optique préside aux mouvemens du membre supérieur et le corps strié à ceux de l'inférieur. — M. Serres, avec une modification qui nous importe peu dans cette discussion, a reproduit la même opinion. — Il la démontre par trois sortes de preuves.

1° *Preuves anatomiques.* Chez l'embryon humain les radiations médullaires de la couche optique sont les premières apparentes; celles du corps strié sont beaucoup plus tardives; aussi voyons-nous l'enfant se servir de ses bras aussitôt qu'il est né, tandis que ses jambes ne le soutiendront que long-temps après. — Quelques embryons humains, arrivant au monde incomplets, sont privés de membres abdominaux, et ceux-là ont des corps striés à l'état rudimentaire.

2° *Preuves tirées de l'anatomie comparée.* Les cétacés n'ont pas de membres inférieurs, et chez eux les radiations du corps strié sont à peine apparentes ; leurs extrémités antérieures ont une force prodigieuse, et les couches optiques présentent aussi chez eux un grand développement. Le genre bimane des reptiles nous offre encore l'absence des extrémités abdominales coïncidant avec la presque nullité des corps striés. — Voyez les ophidiens parmi les reptiles, tels que les vipères, les couleuvres, etc.; chez eux, ni membres supérieurs, ni membres inférieurs; chez eux, non plus ni corps striés, ni couches optiques. L'anatomie comparée est donc pour nous une arme victorieuse. Nous allons voir que la pathologie vient fournir des preuves aussi incontestables et déjà peut-être superflues.

3° *Preuves tirées de la pathologie.* Le nommé Caperon, François, a une paralysie du bras gauche, il meurt de pneumonie, et que trouve-t-on pour expliquer sa paralysie? un abcès creusé dans les radiations postérieures de la couche optique du côté droit.

Brescot a une paralysie du bras gauche; l'autopsie montre la destruction d'une grande partie des radiations optiques postérieures du côté droit.

Lecref a une paralysie de la jambe gauche : quel sera le point cérébral lésé? répondez sans crainte d'après la localisation que nous avons établie, que la lésion doit atteindre le corps strié droit : et en effet l'autopsie confirmera votre diagnostic.

Nous pourrions à loisir multiplier les observations, mais à quoi bon? Tous les médecins ne savent-ils pas que M. Serres en a publié un très-grand nombre, qu'on en trouve dans les écrits de M. Foville, de M. Rostan, et que Morgagni lui-même, qui ne s'attendait pas, sans doute, à voir son nom invoqué dans un semblable débat, en a inséré des exemples dans son immortel ouvrage?

Messieurs, on avait attaqué devant vous la localisation comme inapplicable à l'axe cérébro-spinal; je vous en ai prouvé une partout où l'on nous avait dit qu'il n'en existait pas. — Je vous ai montré dans la moëlle les agens distincts du sentiment et du mouvement; dans le cervelet, l'organe qui préside aux fonctions génératrices; dans le cerveau, un organe spécial pour la mémoire des mots, un organe spécial pour commander les mouvemens du membre supérieur, un autre pour ceux de l'inférieur.

Six spécialisations palpables, évidentes, incontestables, et anatomiquement, c'est-à-dire, mathématiquement démontrées. Je crois que cela suffit pour prouver un principe, et le principe c'est la doctrine. — Dès que vous croyez à un organe pour une faculté, vous pouvez croire à l'existence de vingt, de trente. Je dis vingt, je dis trente, parce que rien n'est définitivement arrêté pour le nombre des organes cérébraux : il n'y a encore que la base du monument, mais une base inébranlable, et chaque jour y apporte une pierre nouvelle. Messieurs, on peut agrandir le cercle des connaissances humaines de deux manières : par le raisonnement et par les faits. Le premier de ces procédés convient aux hommes à imagination, il leur plaît, parce que ne s'appuyant sur rien, il ne les oblige pas à des recherches, et leur est, à cause de cela, plus facile et plus rapide; mais ce procédé est toujours incertain dans son application, le plus souvent faux dans ses résultats. Le second est plus difficile et surtout moins attrayant, car l'expérience est lente dans ses jugemens souverains, mais aussi de quel prisme de vérité n'entoure-t-elle pas un principe lorsqu'une fois elle l'a consacré!.... La phrénologie, science exacte, science de faits, a suivi le second de ces procédés, la voie de l'expérience. Voilà pourquoi chaque jour on amasse des faits nouveaux ou confirmatifs de ceux que l'on connaissait déjà. Voilà pourquoi chaque jour ajoute quelque chose à la pyramide.

Le siècle est un juge rigoureux; s'il n'était que cela, il n'y aurait pas de récriminations à faire; mais il maltraite et déchire ses plus beaux enfans. C'est une observation bien vraie que ce n'est jamais que le siècle suivant qui reconnaît et contrôle les grandeurs du siècle passé. — La phrénologie a été de toutes parts assaillie; les uns l'ont attaquée par le ridicule, les autres par l'arme plus sévère de l'argumentation philosophique : on a laissé rire les premiers, les seconds méritaient une réponse; on leur a répondu. Dans cette lutte de chaque jour, la phrénologie a subi la destinée des beaux enfans du siècle. Mais du fait même de cette persécution, il ressort une preuve nouvelle en faveur de la phrénologie; car la critique dédaigne les petites choses comme elle dédaigne les hommes ordinaires; il en ressort encore un heureux pronostic; en effet, jetons les yeux autour de nous et derrière nous, partout nous verrons de grandes innovations méconnues d'abord reconnues et sanctifiées ensuite. Voyez la réforme médicale, voyez M. Broussais, l'un des génies culminans de l'époque.

Quelle ardente polémique n'a-t-il pas eu et n'a-t-il pas encore à soutenir? Hé bien! en sera-t-il moins pour cela le phare resplendissant qui indiquera notre époque médicale à la postérité? au contraire. La phrénologie, enfant du siècle, comme lui, grandira et vivra comme lui.

Messieurs, on vous a parlé de Dieu, de liberté et de fraternité. Moi, je ne parlerai pas de Dieu, parce que j'aime peu m'occuper de choses que je ne comprends pas, quoique je sois heureux d'y croire. — Mais est-il vrai que la phrénologie conduise à l'esclavage et au despotisme. Cela serait que vous ne sauriez y voir une preuve contre la vérité de la phrénologie. On ne peut pas juger de l'existence d'une chose par ses bons ou mauvais résultats. De ce que la poudre à canon a été une grande source de destruction, s'ensuit-il qu'elle n'a pas été inventée? — Qu'est-ce que cela fait pour l'existence de la phrénologie qu'elle conduise à de terribles applications? Est-elle ou n'est-elle pas? voilà la question. Si elle mène au mal, tant pis! dites qu'elle mène au mal, mais reconnaissez son existence. Telle serait, Messieurs, notre réponse si l'imputation que l'on fait à la phrénologie était vraie. Mais elle est fausse, complétement fausse. Qu'est-ce que la liberté, sinon l'égalité, entre tous? Et qu'est-ce que l'égalité, sinon une juste répartition des droits dont chacun peut user selon ses capacités. Je ne viens pas ici vous faire du saint-simonisme. Mais rappelez-vous ce grand principe : à chacun selon sa capacité et à chaque capacité selon ses œuvres. Oh! il faut que ceux-là soient aveugles, qui ne voient pas que ce principe éminemment social ressort tout entier de la doctrine phrénologique?.... Et n'est-ce pas avec justice que l'on s'indigne quand on voit des hommes instruits, taxer de science rétrograde et liberticide une science, au contraire, toute progressive, une science qui consacre la plus grande, la plus noble des aristocraties, — l'aristocratie de l'intelligence.... Messieurs, on peut ne pas croire à la phrénologie, mais on ne doit pas la calomnier!

Paris. Imprimerie de LEBÈGUE, rue des Noyers, n° 8.